# LA MÉDECINE DOMESTIQUE

## DU CHOLÉRA,

PAR

## S.-A. Turck,

DOCTEUR EN MÉDECINE DE LA FACULTÉ DE STRASBOURG.

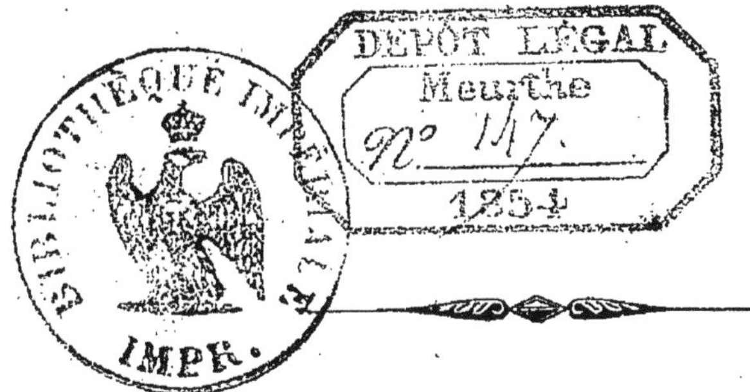

NANCY,

IMPRIMERIE DE HINZELIN ET COMP<sup>e</sup>,

RUE SAINT-DIZIER, 67.

—

1854.

# LA MÉDECINE DOMESTIQUE

# DU CHOLÉRA.

# LA MÉDECINE DOMESTIQUE

# DU CHOLÉRA,

PAR

S.-A. Turck,

DOCTEUR EN MÉDECINE DE LA FACULTÉ DE STRASBOURG.

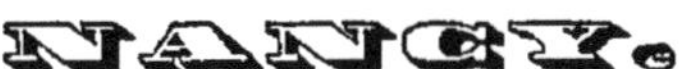

NANCY.

IMPRIMERIE DE HINZELIN ET COMPᵉ,

RUE SAINT-DIZIER, 67.

—

1854.

# LA MÉDECINE DOMESTIQUE

## DU CHOLÉRA.

Le choléra se rapproche peu à peu de notre pays, il y touche déjà ; les craintes exagérées qu'il soulève et qui peuvent en aider beaucoup la propagation, m'engagent à publier ce que mon expérience et mes études m'ont appris sur un mal autrefois si rare dans nos climats, mais que des communications plus nombreuses et plus rapides avec les régions où il se développe, nous ramènent aujourd'hui avec une fréquence si fâcheuse. Quoique j'aie renoncé à la pratique de la médecine, je m'empresse néanmoins de venir ici en aide à mes concitoyens : dans les calamités publiques, l'homme qui aime ses semblables et qui tient à remplir envers eux ses devoirs, est obligé d'apporter ses conseils, ses efforts, toutes ses facultés, pour conjurer un fléau qui épouvante, en diminuer les ravages, et rassurer ceux qui le redoutent. Plus on combattra le mal, plus on répandra sur lui de saines doctrines ; moins il se propagera, moins chacun y sera exposé.

Ce qui me décide surtout à écrire ce petit ouvrage, c'est la position des campagnes; elles sont loin, en temps d'épidémie, d'avoir les secours nécessaires : les médecins éloignés, en nombre insuffisant, accablés par des travaux qui n'ont pu cependant satisfaire à tous les besoins, manquent au moment même où leurs conseils seraient le plus utile, où ils sont le plus impatiemment attendus. Qu'on se figure alors le désespoir des familles, en voyant sans secours, dans les circonstances les plus urgentes, un de leurs membres les plus chers (et le plus cher est toujours celui qui est en péril); dans ces circonstances cruelles, des personnes intelligentes et charitables se dévouent; mais elles tremblent devant le danger qu'elles veulent conjurer, et devant leur propre ignorance qu'elles sentent et qu'elles redoutent. C'est pour les aider, c'est pour les éclairer, c'est pour les tranquilliser, que je reprends la plume; heureux si je puis atteindre, comme je l'espère, le but qui, de nouveau, me la met à la main!

Je ne veux point faire un traité savant : ce n'est pas pour moi que j'écris, et je ne cherche pas des éloges pour satisfaire une vanité qui est bien loin de moi. Je tâche seulement d'être utile : j'écrirai donc de manière à me faire facilement comprendre par toutes les classes de lecteurs qui jetteront les yeux sur cet opuscule; peut-être que mes anciens confrères voudront bien me lire aussi, et s'aider de quelques-unes de mes idées, pour remplir l'honorable mission qui va devenir leur partage.

Le choléra est originaire de l'Hindoustan, une des contrées les plus chaudes et les plus humides du globe; elle est largement arrosée par le Gange et ses affluens, qui forment l'un des plus puissans cours d'eau de la terre. Tous les ans, comme le Nil, le Gange se déborde et inonde le pays, qu'il parcourt dans un espace de trente à quarante lieues de largeur; il laisse sur le terrain qu'il abandonne, en rentrant dans son lit, non-seulement les animaux et les plantes qu'il a submergés, mais aussi tout ce qui vivait, en si grande abondance, dans ses eaux tièdes et bourbeuses; ces masses de matières végétales et animales imprégnées d'eau et jetées au milieu d'une température humide et chaude, fermentent bientôt, se décomposent, et sous l'influence des vents, répandent au loin des émanations empestées. Mais qu'on ne voie pas sortir, de ce large foyer d'infection, le choléra comme un génie malfaisant, saisissant de ses mains terribles les hommes en santé, et les arrachant de la vie pour les précipiter dans la tombe. Non, le choléra n'a rien d'aussi effrayant; les poètes qui aiment la fiction pourraient le peindre ainsi : mais la philosophie, qui vit du peu de vérité qu'elle peut atteindre, l'envisage de sang-froid et le voit sous un aspect beaucoup moins funeste. Le choléra n'est pas plus un être que les autres maladies; c'est un simple dérangement de nos fonctions qui agit avec plus ou moins de lenteur, et qui laisse presque toujours le temps d'y obvier.

Pour faire comprendre quelle est la nature de ce dérangement, et comment il arrive, il faut que j'entre, malgré

*

moi., dans quelques détails sur l'organisation humaine. Je sens combien les notions que j'ai à donner ici seront ardues pour ceux qui ne sont pas initiés aux mystères de la science : en conséquence, je prie mes lecteurs d'y apporter toute leur attention. Je m'efforcerai, de mon côté, d'être aussi clair et aussi précis qu'il me sera possible. Il y aura ainsi entre nous un échange de bons procédés qui nous rendra réciproquement notre tâche moins difficile.

On sait que le sang est une liqueur des plus importantes pour le corps humain : un ancien médecin l'a appelé, avec autant d'énergie que de vérité, l'aliment de la vie. Ce sang circule dans tous nos organes, et çà et là, il en sort d'autres liqueurs destinées à différentes fonctions et dont plusieurs, comme l'urine, la transpiration, la bile, doivent être rejetées du corps ; c'est ce qu'on appelle des sécrétions. Le sang est formé de substances animales, plus ou moins analogues -aux blancs d'œufs qui sont tenus en dissolution dans de l'eau au moyen de plusieurs sels.

Les liqueurs qui sortent du sang, indépendamment des matières animales, des sels et de l'eau dont elles sont formées, contiennent aussi les unes des acides et les autres des alcalis. On appelle acides des substances dont la propriété la plus vulgaire est d'avoir une saveur aigre : le vinaigre est assez connu pour pouvoir le citer comme exemple. Les alcalis, comme la potasse, la chaux, ont une saveur âcre. Quand les acides et les alcalis sont mêlés ensemble, ils se combinent intimement et forment des corps nouveaux qu'on appelle sels, et dont les propriétés sont toutes différentes des propriétés de leurs composans.

On comprend facilement, d'après cet exposé succinct, que les alcalis et les acides qui sortent du corps, avec les liqueurs tirées du sang, viennent de la décomposition d'une partie des sels que contient cet important liquide. Il faut donc, pour la conservation de la santé, que ces acides et ces alcalis sortent en quantité convenable pour que la composition du sang ne s'altère pas, et que ces pertes puissent être compensées par l'alimentation. Dieu a tout fait avec nombres, poids et mesures, nous dit l'Écriture, et pour que ses œuvres se conservent et ne s'altèrent pas, il faut que les nombres, les poids et les mesures se conservent dans leurs admirables proportions.

Ceci posé, voyons comment les débordements du Gange et le limon empoisonné qu'ils abandonnent, peuvent altérer les nombres, les poids et les mesures qui président à la composition du sang, comment le choléra en naît, comment ce mal se propage dans des contrées si éloignées et si différentes de l'Hindoustan, comment enfin on peut le prévenir et même le guérir. Il me semble que ces questions, suffisamment éclaircies, pourront tranquilliser beaucoup; le mal que l'on connaît et que l'on sait combattre, quelque redoutable qu'il soit en apparence, est toujours moins effrayant que celui qui menace du fond des ténèbres et qu'on ne sait comment attaquer.

On conçoit facilement qu'un pays naturellement humide,

le devienne bien davantage encore quand il subit un débordement d'une étendue de plusieurs centaines de lieues carrées, laissant une immense nappe de boue sur le terrain qu'il a submergé. On conçoit également que sa température doive s'abaisser momentanément par une semblable cause, surtout quand elle est puissamment aidée par des vents glacés qui viennent de montagnes aussi élevées que le sont celles de l'Himalaïa. L'abaissement de la température et l'humidité diminuent nécessairement beaucoup la transpiration et l'on sait combien est redoutable cette diminution, surtout dans les pays chauds. Mais la matière de la transpiration est une vapeur acide qui devait sortir du sang et qui se voit contrainte d'y séjourner, malgré le vœu de la nature; voilà déjà une première altération du nombre des poids et des mesures. D'un autre côté les émanations empestées qui s'échappent de la vase pénètrent, dans le corps, par les pores de la peau, par la respiration et peut-être par les alimens et les boissons qui peuvent en avoir été imprégnés : ces matières étrangères, cette autre cause d'altération, aidée par le défaut de transpiration, déterminent aux dépens du sang, la formation d'un liquide abondant, blanchâtre, alcalin, d'un aspect assez semblable à celui de l'eau de riz; ce liquide s'épanche en grande quantité dans les intestins, d'où il est évacué par des vomissemens et une espèce de diarrhée qui constitue la cholérine : on voit ici une nouvelle cause d'altération du sang : de l'eau, des matières animales et des alcalis sortent en abondance et ne peuvent être remplacés; le dégoût et les vomissemens s'y opposent; aussi le sang diminue-t-il en quantité, il s'épaissit peu à peu, les matières qui le constituent sont moins bien dissoutes, il devient poissant, difficile à couler et prend par degrés l'apparence de la gelée de groseilles. Mais nous voici arrivés au choléra.

J'aime à croire que ces détails, quelque rapides qu'ils soient, suffiront pour faire comprendre comment se développe, dans l'Inde, la maladie qui vient nous atteindre jusqu'ici. La transpiration diminue et laisse dans le sang des acides qui devaient en sortir. D'un autre côté il sort, de la même liqueur, par l'influence empoisonnée des émanations marécageuses, une matière insolite qui entraîne des alcalis. Le sang tend donc, par une double voie, à se charger d'acide et à se dépouiller d'alcalis. Voyons maintenant comment ce liquide ainsi altéré peut agir sur la constitution: ceci nous amènera aux désordres plus apparens qui se manifestent dans le choléra.

Il est aisé de comprendre que le sang étant plus rare, poissant, plus épais, coule avec plus de lenteur et de difficulté; il stimule moins la peau qui, séparant des acides, a besoin, pour être excitée, de la présence des alcalis, ce que j'ai surabondamment prouvé dans un autre ouvrage; qu'on veuille bien, dans ce moment, se contenter d'une simple affirmation; ce n'est pas ici le lieu de répéter mes preuves. Aussi la peau, moins excitée, devient-elle sèche, froide et sans ressort; elle conserve le pli qu'on fait en la pinçant. Par la même raison, l'urine, qui est aussi une liqueur acide, diminue de plus en plus et cesse tout-à-fait de couler. D'une autre part , la liqueur alcaline qui s'épanche dans les intestins , en apportant de si grands troubles dans la constitution, continue à se former, favorisée qu'elle est par l'abondance des acides. Ainsi le désordre continue et s'accroît , l'altération du sang le dispose à s'altérer davantage ; peu à peu son cours s'arrête et le pouls s'anéantit. C'est la stagnation du liquide nourricier dans les petits vaisseaux de la peau qui donne à cette membrane la teinte bleuâtre à laquelle on a imposé le nom de cyanose. L'altération du sang et la lenteur de son cours dans les organes du mouvement, produit ces crampes douloureuses qui sont un des symptômes les plus fatigans du choléra. Les tissus s'affaissent par la diminution progressive des liquides qui les imbibent, et par leur propre rétraction ; c'est ce qui donne à la figure cet aspect particulier et caractéristique qu'on observe. La respiration, instituée pour modifier le sang, manquant de la matière sur laquelle elle doit s'exercer, s'affaiblit, l'haleine devient froide parce que les poumons n'agissent plus, et la voix s'éteint faute de souffle.

Ce qui me console, en exposant cet affligeant tableau, c'est que je fais voir, en même temps, comment le mal naît et se développe, et qu'on pourra bientôt se rassurer en appréciant par soi-même l'efficacité des moyens que nous aurons à opposer à de pareils désordres ; mais voyons auparavant comment le choléra peut sortir de l'Hindoustan et venir exercer ses ravages dans des contrées si différentes de celles où il s'est primitivement développé. Toutefois, qu'on me permette, avant d'aller plus loin, pour reposer mes lecteurs, de leur raconter une histoire que tout le monde aura sue peut-être, mais que beaucoup de personnes sans doute, auront oubliée, je commence :

Le choléra qui est venu fondre sur notre pays en 1832 avait pris naissance dans un camp de Cipayes, qui était établi sur les bords du Gange ; ces militaires, épouvantés du nombre des victimes que le mal leur enlevait, se sauvèrent du camp, se dispersèrent dans l'Inde et y répandirent avec leur terreur le fléau qui l'avait fait naître. Le mal, se propageant de proche en proche, arriva jusqu'en Perse ; il y était encore quand le tsar Nicolas vint attaquer les Persans, qui ont le malheur de l'avoir pour voisin, car c'est un assez fâcheux voisin que ce tsar. Les armées russes contractèrent immédiatement l'épidémie et la ramenèrent chez eux ; elle y était déjà fort répandue quand les malheureux Polonais firent des efforts pour reconquérir leur indépendance ; aussitôt ils furent traités en voisins par Nicolas, qui vint fondre sur eux avec ses Cosaques, ses basquirs et son choléra. Le mal fut bientôt partagé entre les Russes et les Polonais. L'épidémie commençait à diminuer en Pologne, quand un vaisseau, parti de Riga, transporta en Angleterre une cargaison de laines qui avaient servi à faire des matelas pour les cholériques. Le choléra se propagea dans la Grande-Bretagne, et les communications qui existent entre Londres et Paris nous l'amenèrent peu après.

Ce n'est pas pour rappeler une partie des obligations que l'Europe doit au tsar Nicolas, que je rapporte cette histoire ; j'espère que nos braves soldats nous acquitteront envers lui. Je veux seulement faire voir ici comment le choléra se propage. Mais il faut que j'ajoute encore un ou deux faits à ce que je viens de raconter : ils sont une suite de ma narration.

Quand le choléra eut envahi Paris et qu'on vit comment il se propage, on en fut très effrayé à Nancy ; j'y exerçais alors la médecine. Autant pour rassurer mes concitoyens que pour étudier un mal que j'aurais bientôt à combattre, je partis pour Paris. La diligence s'arrêtait plusieurs heures à Bar-le-Duc ; j'en profitai pour aller voir une de mes parentes qui demeurait alors en cette ville : « Mais, me dit-elle, vous n'avez pas besoin d'aller à Paris pour voir le choléra, il est tout près d'ici. » Alors elle m'apprit qu'il y a, près de Bar, un village que l'on nomme Contrisson, dont les habitans vont en grand nombre à Paris, dans la mauvaise saison, pour y faire le métier d'émouleur. Ces ouvriers, effrayés par l'épidémie, se rassemblèrent pour revenir chez eux ; ils répandirent le choléra sur leur route, où il n'était pas encore, perdirent dans le voyage trois de leurs compagnons. Le lendemain de leur arrivée, la femme du maire était atteinte du mal, et le fléau répandu dans la commune de Contrisson. Comme mon but n'était pas seulement de voir le choléra, mais que je voulais apprendre aussi comment les grands médecins le soignaient, je n'allai pas à Contrisson et je continuai mon voyage, qui n'a plus rien d'intéressant aujourd'hui, et que je passe sous silence.

A peu près dans le même temps mourait à Paris, du choléra, un homme dont les héritiers demeuraient à Charmes. Le mal était encore bien loin de cette dernière ville ; on y envoya les hardes du mort. Hélas ! les nouveaux possesseurs héritèrent aussi de la maladie de leur légataire, et ils la répandirent dans la commune, d'où elle se propagea dans les environs.

Je pourrais accumuler de pareils faits de manière à grossir ce volume ; mais j'entends le lecteur qui me crie : « Eh ! pour Dieu, laissez là vos tristes histoires ; que signifient-elles ? que prouvent-elles ? où voulez-vous en venir ? Voudriez-vous nous dire, par hasard, que le choléra est contagieux ? » Lecteur, je ne dis pas cela ; Dieu sait combien je suis loin de le penser ; je voulais seulement vous prouver qu'en temps d'épidémie, quelle qu'en soit la nature, quels que soient votre système et votre croyance, vous ne sauriez prendre trop de précautions quand vous n'avez pas de devoirs à remplir.

D'ailleurs, quand vous différeriez assez de moi pour croire à la contagion, n'allez pas vous épouvanter de cette chimère que vous vous seriez forgée, et ne poussez pas, comme je vois quelques gens le faire, votre frayeur jusqu'à la déraison. Sachez, pour vous consoler de votre système, sachez qu'il n'y a pas une seule maladie contagieuse qui se gagne nécessairement quand on communique avec les malades qui en sont infectés ; pour qu'une contagion se repande, il faut qu'elle rencontre des individus aptes à la contracter, et dans une population quelconque, ces individus sont toujours dans une imperceptible proportion. La petite vérole, qui est évidemment contagieuse, puisqu'elle se propage par inoculation, ce que ne fait pas le choléra, était bien loin d'atteindre tous ceux qui communiquaient avec les malades quand on ne vaccinait pas encore. Tous les jours des parens, des médecins, des sœurs hospitalières, des infirmiers touchent des galeux sans le devenir eux-mêmes, et cependant la gale est une maladie des plus contagieuses. Il y a plus, on voit des malades qui, pour se guérir d'une autre affection, cherchent vainement à contracter la gale; ils mettent des chemises de galeux, ils couchent même avec eux sans pouvoir contracter leur mal; n'a donc pas la gale qui veut, et le choléra bien moins encore, puisqu'il n'est pas contagieux comme elle. Ainsi, dans l'épidémie de 1832, qui a été de beaucoup la plus grave et la plus meurtrière, Paris, qui a été si fortement éprouvé, était devenu le foyer d'un mal dont personne ne pouvait éviter l'influence, où tout le monde était pour ainsi dire en contact direct ou indirect avec le choléra. Eh bien, il ne s'est trouvé dans Paris que trois individus sur cent qui fussent aptes à contracter la maladie, et il n'y en eut que deux pour cent qui succombèrent; et cependant, comme je viens de le dire, en 1832 la violence du mal a été plus grande qu'elle ne pourra l'être dans la suite : le choléra arrivait en France pour la première fois ; on ne le connaissait pas, la frayeur qu'il inspirait était extrême ; il surprit tellement l'administration, par la rapidité et la violence de son envahissement, qu'elle ne put prendre à temps toutes les précautions utiles ; enfin on ne savait alors qu'opposer au mal ; maintenant que nous le connaissons, que nous avons vu comment il se développe et surtout que nous le craignons moins, les personnes qui prendront les précautions convenables pourront se regarder comme à l'abri de ses attaques. Je dois faire remarquer d'ailleurs avant de terminer ce paragraphe, combien est faible cette proportion de deux pour cent dans une ville où cependant le choléra a jeté tant d'épouvante. Dans les temps ordinaires, la mortalité est de cinq pour cent à Paris ; mais comme le choléra sévit de préférence sur les personnes faibles, maladives, dont la constitution est ruinée, il a frappé nécessairement un grand nombre d'individus qui auraient succombé à d'autres maux dans le courant de l'année ; de sorte qu'en réalité, la proportion des morts n'a pas été de beaucoup augmentée en 1832, dans notre capitale, par le fait d'une épidémie qui a tant effrayé les populations.

Pour expliquer la marche du choléra depuis l'Hindoustan jusqu'à nous, on a donné une foule de théories, si j'ose appeler de ce nom une association d'assertions vagues et de faits mal observés. On a supposé que des courans souterrains, des vents, des courans électriques, une altération de l'air ou même des mouches, se chargeaient du transport de la maladie. Quelles absurdités ! Comprend-on des courans sou-terrains, courans de je ne sais quoi, qui traversent les montagnes du Thibet, des plaines immenses, la mer Caspienne, la chaîne du Caucase, la mer Noire, une partie de la Turquie et l'Allemagne tout entière, ou des vents qui feraient en l'air un aussi grand trajet; mais, indépendamment de toutes les impossibilités qui anéantissent de semblables suppositions, il faudrait que le choléra nous arrivât en ligne droite, tandis qu'il fait, au contraire, d'immenses détours et qu'il suit de préférence les grandes voies de communication. Les courans électriques devraient aussi conduire le choléra en ligne droite; il marcherait sous leur influence, comme l'électricité, comme la foudre, tandis qu'il s'avance, au contraire, avec une excessive lenteur. L'épidémie qui a sévi en France en 1852, avait débuté, dans le camp de Cipayes, dont j'ai parlé en 1847, et l'électricité d'ailleurs, tout comme le vent, nous l'aurait amené par l'Allemagne et non par l'Angleterre. Si le choléra tenait à une altération de l'air, il serait aussi mobile que lui; le mal sévissant sur une localité, il suffirait d'un coup de vent pour le transporter ailleurs et le ramener souvent dans une contrée qu'il avait abandonnée. Or, ces voyages de la maladie ne s'observent point. A la vérité, il nous reste encore les mouches : des mouches qui viennent des bords du Gange aux bords de la Seine, des mouches qui peuvent vivre dans l'Hindoustan et dans la Sibérie, sont des mouches bien merveilleuses ; jamais les naturalistes n'en ont connu de semblables ; il n'y a que ceux qui ne voient pas comment le choléra marche, qui voient de telles mouches. Il faut donc laisser toutes ces théories, s'en tenir aux faits que j'ai rap-

portés et voir uniquement comment le choléra se propage,
sans s'inquiéter du pourquoi.

— Mais, va-t-on me dire, les faits que vous avez rapportés
sont peu rassurans ; les doctrines que vous combattez étaient
bien plus consolantes. Lecteur, on me l'a déjà dit. On blâ-
mera peut-être ma franchise, que puis-je y faire? Il ne s'agit
pas ici de moi ; il s'agit de vous ; je vous devais la vérité et
je vous l'ai dite à mes risques et périls ; on ne gagne pas
toujours à obliger les gens. Je voudrais pouvoir vous peindre
le choléra couleur de roses, mais l'original de ma peinture
n'en serait pas moins le choléra : croyez-moi, il y a toujours
profit à savoir la vérité. En temps d'épidémie, il y a malheu-
reusement une foule d'individus égarés par des observations
mal faites, qui, s'ils fussent restés chez eux et se fussent abs-
tenus d'aller là où ils n'avaient que faire, n'eussent jamais
été atteints du choléra; mais, ignorant la vérité, ils appren-
nent qu'une de leurs connaissances est frappée de la maladie :
aussitôt, sans connaître les précautions qu'il faut prendre,
ils y courent par désœuvrement, par politesse ou par un in-
térêt auquel ils n'eussent pas cédé s'ils y avaient vu quel-
qu'inconvénient ; ils contractent, par leur imprudence, un
mal qu'ils ne devaient pas avoir et le donnent ensuite à ceux
qui les soignent, qui les entourent ou qui les visitent, et qui
eussent dû en être exempts ainsi qu'eux-mêmes; ces malheureux ne se doutent pas que les causes du choléra, quelles
qu'elles soient, sont toujours accumulées autour des cholériques, et voilà comment les épidémies se propagent, se pro-

longent, ajoutent les victimes aux victimes et les regrets aux regrets. Dites-moi lequel est préférable ici de la vérité ou de l'erreur ? et quel est le fruit de ces mensonges maladroits, de ces réticences calculées, de ces refus de se rendre à l'évidence, de ce tissus de faussetés, d'erreurs et d'entêtement dont se compose votre doctrine soi-disant consolante !

On insistera ; les préjugés sont tenaces. Mais qui donc, va-t-on me dire, qui donc osera soigner les cholériques ? Qui osera, répondrai-je, tout le monde. Avez-vous donc sondé tous les cœurs pour avoir le droit de les déclarer si lâches ? Ecoutez, hommes aveugles et entêtés, écoutez bien ceci : Nous avions, il y a quelques soixante ans, des épidémies contagieuses de petites-véroles qui tuaient souvent, mais qui souvent aussi aveuglaient, estropiaient ou défiguraient pour toujours ! Eh bien, croyez-vous qu'une jeune mère abandonnât son enfant malade, délaissât son mari en danger dans la crainte de perdre la vie ou sa beauté ? Mon Dieu non ! les varioleux étaient soignés tout comme les autres malades.

Vous me répondrez peut-être que la petite-vérole, quoique contagieuse, inspirait moins de terreur que le choléra : c'est possible ; mais écoutez encore et je finis : En 1832, quand j'étais à Paris, j'ai vu et tout le monde a vu comme moi, au plus fort du choléra, de brillans équipages s'arrêter aux portes des hôpitaux ; un laquais en livrée venait ouvrir la portière ; il sortait souvent d'une de ces voitures une femme jeune, élégante et gracieuse ; elle jetait, à sa femme de chambre, son manteau ou son cachemire, car il faisait encore froid, nous étions au mois de mars. La voiture et les domestiques retournaient à l'hôtel, et la maîtresse, vêtue richement, mais simplement, entrait avec nous à l'hôpital ; elle mettait un tablier de toile blanche et partageait, avec les sœurs Hospitalières, ce que leurs honorables fonctions ont de plus pénible et de plus repoussant ; j'ai vu de ces jeunes femmes soulever un cholérique, en appuyer, sur leur poitrine, la tête défaillante, soutenir d'une main le malade et de l'autre lui présenter la cuvette dans laquelle il vomissait ; puis elles le reposaient sur son lit de douleur, l'essuyaient, le consolaient par de douces paroles. Quand le calme était revenu, elles couraient à un autre ; et cela pendant toute la journée et souvent pendant une partie de la nuit ! Je vous le répète, je l'ai vu, je l'ai vu souvent ; mille autres l'ont vu comme moi. Les chaires et les journaux du temps ont retenti de ces sublimes charités ; toute la France alors, malgré ses craintes et ses douleurs, battait des mains ! Étaient-ce des maris, des enfans, des sœurs, des mères auxquels ces admirables femmes prodiguaient des soins si empressés et si touchans ! Non, c'étaient des étrangers, des gens qui, en santé, n'auraient pas été reçus chez elles, qu'elles n'auraient peut-être pas voulu comme domestiques, qu'elles n'auraient pas regardés en passant auprès d'eux dans la rue ! Mais le fléau est venu les frapper, ils souffrent, ils sont en péril, l'orgueil s'apaise, l'égalité triomphe et l'humanité reprend son empire. Les femmes de la bourgeoisie abandonnent leurs comptoirs, celles du peuple

quittent leur famille et leurs ateliers pour lutter d'abnéga-
tion, de dévouement et de vertu avec ces nobles, ces infini-
ment nobles patriciennes ! Le cœur se repose. On se console
en voyant, dans un pareil désastre, les efforts, le concours
inespéré et rassurant de toutes ces classes que le hasard et
la fortune avaient séparées et qu'une grande calamité a réu-
nies ! Et c'est dans un pays où l'on voit de ces femmes, de
ces héroïnes, de ces anges, que vous osez dire que la peur
fera délaisser les cholériques ? Allons donc ! Laissez-là vos
tristes argumens ; vous ne raisonnez plus ; vous calomniez !

Il est inutile de multiplier les avis, les exemples, les ex-
hortations : il y aura toujours en France et dans nos dépar-
tements assez de nobles cœurs pour soigner les malades, il
y en aura toujours en abondance, en profusion. Au milieu
d'une population si magnanime, il se trouvera peut-être quelques hommes pusillanimes et lâches, tremblans devant un
danger qui est bien faible, même quand on néglige toutes les
précautions, qui n'est rien quand on sait les prendre ; mais ce
n'est pas pour eux que j'écris. Que peut faire la plume d'un
écrivain sur ceux qui n'entendent pas la voix de l'humanité,
ni celle de l'honneur, qui redoutent le choléra et qui ne crai-
gnent pas la honte. Un poltron effrayé n'écoute rien ; vous lui
parlez, il tremble ; vous lui donnez des explications, il tremble ; vous voulez le rassurer, il tremble plus fort ; eh ! mon
Dieu, laissons-le trembler et chercher la sécurité au fond
de son ignominie, où elle se trouve moins qu'ailleurs.

Nous voici arrivés à la partie importante de mon travail,

à ce qui en est le but, au traitement du choléra; mais avant d'y venir, il était important que je donnasse tous les détails, toutes les explications dans lesquels je suis entré : il faut, en médecine, savoir à quoi l'on a à faire, ce que l'on fait et pourquoi on le fait. Ce n'est point un médecin que celui qui, reconnaissant une maladie, y applique invariablement le remède qu'il a trouvé dans ses livres, et auquel il s'est habitué : c'est un médicastre, c'est un ignorant. Le véritable médecin est un philosophe savant et observateur doué d'un tact que lui a donné la nature et qui ne s'apprend pas; en présence d'une maladie, il en étudie les symptômes et leurs nuances, il en recherche les causes, tâche de connaître le tempérament du malade et ses maladies antérieures; il s'aide de toutes les analogies qu'il trouve, de toutes les lumières qu'il possède; puis il agit seulement alors, avec une résolution éclairée par son savoir et tempérée par sa prudence. C'est ainsi qu'un général habile ne suit pas aveuglément le plan de campagne qu'il s'est tracé d'avance, et ne va pas incontinent heurter ses troupes contre celles de l'ennemi. Un grand capitaine s'enquiert des forces de son adversaire, de ses habitudes, de ses dispositions et de ses ressources; il étudie le terrain, il envoie ses espions, s'informe près des habitans, interroge ses prisonniers, lance ses reconnaissances, tâtonne, examine, suppute, décide avec prudence et se bat avec résolution.

Le choléra, heureusement, n'est point une maladie compliquée demandant des soins qui varient d'un cas à l'autre, il ne se mêle guère aux autres maladies, et ne diffère le plus souvent que par le degré de son intensité : sans quoi il m'eût été bien difficile, il m'eût été même impossible de donner des préceptes utiles à des personnes entièrement étrangères à la médecine et à ses spéculations délicates. Cependant je serais fâché que mes lecteurs, prenant trop de confiance en moi ou en eux-mêmes, se crussent en état, par les notions que je leur donne ici, de remplacer un bon médecin; je n'ai voulu et je n'ai pu que les mettre à même d'y suppléer en cas d'absence. Quoique je sois descendu, dans cet opuscule, jusqu'à la nature intime du choléra pour les éclairer autant que possible, il manquera toujours à ceux qui me liront avec le plus de fruit, une foule de connaissances et de ressources que l'étude de la médecine et des sciences accessoires peut seule donner; aussi je les engage et je les supplie, dès qu'ils auront à leur portée un médecin digne de leur confiance, de m'oublier et de s'en rapporter à lui.

Mais rappelons-nous d'abord deux points importans : le choléra est, avons-nous dit, causé d'un côté par une diminution de la transpiration, qui laisse des acides dans le sang, et de l'autre par les matières de la cholérine qui entraîne les alcalis de cette liqueur : voilà les deux points de mire de notre traitement; voilà ce à quoi il faut avant tout remédier. Il y a une troisième indication qui ressort des deux autres : le sang étant, en grande partie dépouillé d'alcalis, par l'action simultanée des deux causes que j'indique, il faut tâcher de lui en rendre directement. Celui qui saura atteindre ce triple but saura guérir les cholériques auxquels il donnera des soins.

La peau étant l'organe qui produit la transpiration, c'est sur cette membrane qu'on doit agir directement pour la ranimer : c'est plus naturel et plus sûr que de gorger l'estomac de boissons chaudes comme on le fait habituellement. Aussi, en temps de choléra, les personnes qui veulent conserver leur santé, celles surtout qui ont des devoirs à remplir auprès des malades, doivent se vêtir chaudement pendant le jour, avoir de bonnes et fortes chaussures et se coucher chaudement aussi pendant la nuit : car, durant l'immobilité du sommeil, on est plus exposé à se refroidir, et d'ailleurs la température de la nuit est plus basse que celle du jour. Dans la saison froide, il faut bassiner le lit, y avoir une boule ou un cruchon rempli d'eau chaude.

Les bains ne sont pas très-convenables en temps de choléra; mais comme il importe alors beaucoup d'avoir la peau nette, on y suppléera par des lavages généraux faits avec de l'eau chaude, dans laquelle on aura fait dissoudre trente à quarante grammes par litre de cristaux de soude; cela aura l'avantage de bien nettoyer la peau, de faire pénétrer un peu d'alcali dans le sang et d'exciter la transpiration; je ne saurais trop insister sur ce moyen : on voit combien il présente d'avantages. Dans les campagnes, si l'on n'avait pas de cristaux de soude, on pourrait y suppléer en coupant l'eau de lavage avec un tiers ou une moitié de lessive de cendres de bois. Je n'ai pas besoin de recommander d'employer de la lessive neuve; celle qui a déjà servi à décrasser le linge est sale et malsaine.

On ne saurait trop, en temps de choléra, multiplier sur soi les soins de propreté; on changera donc fréquemment de linge, et quand on aura été voir des cholériques il sera prudent de changer d'habits et d'aérer ceux que l'on quittera. Prendre une précaution inutile, c'est un ennui; en négliger une qui peut ne pas l'être, c'est un danger.

Il convient que la chambre que l'on habite, en temps d'épidémie cholérique, reçoive les rayons du soleil pendant une partie de la journée; si elle n'avait pas cet avantage, il faudrait la chauffer, surtout le soir; évitons qu'il y ait trop de monde réuni dans la même pièce, à moins qu'elle ne soit très-vaste. Il est également d'une grande importance qu'il n'y ait rien de sale, rien qui se gâte, rien qui se pourrisse ou se moisisse dans l'appartement qu'on habitera; il faut même, autant que cela est possible, en éloigner toute espèce d'humidité. On essuiera, on nettoiera, mais il ne faut ni laver les planchers, ni les arroser.

En temps de choléra, il faut préférer les alimens de nature animale. J'ai fait voir, dans un autre travail, que la respiration détruit le sang et le change en acide carbonique, en eau et en ammoniaque : or, l'ammoniaque est un alcali dont la présence est nécessaire au sang. Si l'on se nourrit d'alimens contenant en trop grande abondance de la fécule, de la gomme ou du sucre, ces corps reprennent l'ammoniaque pour pouvoir reconstituer des matières animales; ceux qui voudront approfondir ces faits si importans et si curieux, les trouveront exposés en détail, avec leurs preuves, dans mes recherches sur les causes de la phthisie pulmonaire, insérée dans la Revue Médicale de M. Cayol, en 1849. Ainsi, de préférence, on se nourrira de viande, de poissons, d'œufs, de laitage, mais les personnes que le laitage relâchent devront s'en abstenir.

Après les alimens tirés du règne animal, ceux qui conviennent le plus sont, dans l'ordre de leur utilité : le pain, la semoule, les pâtes, les gruaux de céréales, les graines de légumineuses, surtout en purée; le riz, qui a l'avantage de prévenir et d'arrêter le dévoiement; les pommes de terre, qui à côté de leur fécule renferment de l'albumine, matière analogue au blanc d'œuf; les artichauts et les nèfles, qui contiennent du tannin en abondance; les poires, qui en recèlent aussi un peu; les raisins, dont le jus dissout du tartre qui, en se décomposant par la digestion, fournit au sang de l'alcali; il ne faut pas oublier cependant que les raisins dévoient quand on en prend en trop grande quantité. On se privera d'oseille, de pommes, d'oranges, de citrons, de fruits verts, de salades, et de toutes les conserves faites au vinaigre.

Il faut, en général, que les alimens soient assaisonnés, surtout avec le sel de cuisine; ce sel, que beaucoup de personnes regardent à tort comme irritant, nous est des plus nécessaires; il fait partie de tous nos solides et de tous nos liquides; nous en rendons en quantité dans toutes nos excrétions; il faut donc le remplacer. Dans la nutrition, il se décompose et fournit au sang de la soude, qui est un alcali d'une haute importance pour notre constitution. Les personnes qui épargnent le sel, dans leur cuisine, ne sont jamais robustes; il est plus nécessaire que jamais quand le choléra menace.

On peut boire un peu de vin, du café, du thé auquel on ajoutera, avec avantage, quelque peu d'eau-de-vie ou de rhum. La bière convient aussi parce qu'elle pousse aux urines, mais il faut la prendre avec beaucoup de modération. Le punch, la limonade, le cidre et les autres boissons acides ne conviennent point. En temps de choléra, il faut éviter de boire beaucoup.

Les passions qui nous mènent plus que nous ne les menons, malgré tous les efforts des moralistes, doivent, en temps de choléra, se ranger le plus possible sous le joug de la raison. Les passions tristes comme la peur, l'ennui, la tristesse, le chagrin, la haine, l'envie ont le double désavantage d'augmenter les sécrétions du ventre et de diminuer celles de la peau, effets directement contraires à ceux que l'on recherche. Il faudra éviter également la trop grande contention d'esprit. On fuira les cabarets, les cafés, les spectacles, les grandes assemblées : toutes ces réunions sont fâcheuses sous bien des rapports ; il faut éviter les émotions, les plaisirs énervans. Le travail manuel convient pour distraire, employer les forces et exciter la transpiration. On recherchera les distractions paisibles, les plaisirs doux, la tranquillité de l'âme; heureux qui pourra les obtenir: ce sera autant de pris sur la vie et sur le choléra !

Si on le peut, il ne faut pas prendre, pendant l'épidémie, sur son sommeil : en se couchant de bonne heure, en se levant tard, on évite les fraîcheurs du matin et du soir. Le sommeil, d'ailleurs, porte à la transpiration et le lit la favorise singulièrement.

Voilà quel est, en temps de choléra, l'ensemble des précautions qu'il faut prendre. On voit que ce n'est ni bien compliqué ni bien difficile à coudailler. Le but que je me propose, c'est comme on le voit, comme je l'ai déjà dit, d'entretenir la transpiration, de conserver des alcalis au sang et d'éviter surtout le relâchement du ventre. On ne doit jamais le perdre de vue. Mais si, malgré tous les soins que j'indique, ou à cause de quelque négligence dans leur observation, ce relâchement survenait, il faudrait bien se garder de s'endormir dans une trompeuse sécurité : en temps de choléra, un simple dévoiement peut devenir promptement fatal ; c'est pour pouvoir y remédier qu'il faut avoir, en provision, du cachou brut, tel qu'on le trouve chez les droguistes ; il est bien préférable au cachou sucré des pharmaciens et des confiseurs. On casse le cachou en petits morceaux, de la grosseur d'une fève de haricot environ, on avale huit à dix de ces morceaux dans l'espace d'une journée ; les repas ne gênent point pour les prendre, on peut même en avaler en se mettant à table ou en mangeant. Le cachou aide la digestion ; comme il est très-amer, les personnes qui en redoutent la saveur peuvent en mettre un morceau dans la bouche et boire une ou deux gorgées pour l'entraîner. A défaut de cachou on peut prendre un ou deux grammes de quinquina rouge en poudre, et recommencer à plusieurs reprises pendant la journée; on pourrait même, faute d'autres moyens, boire de temps en temps une infusion d'écorce de chêne légèrement sucrée. On donne, en général, les astringens avec trop de parcimonie : je les ai prodigués souvent dans ma pratique médicale, sans y trouver jamais le moindre inconvénient ; on redoute trop la constipation; on l'accuse d'une foule d'accidens dont elle est fort innocente; je ne veux pas discuter ici, je me contenterai de demander qu'est-ce que ces accidens à côté du choléra ?

Faisons remarquer qu'il ne faut pas prendre ces remèdes par précaution, avant d'en éprouver le besoin, on s'y habituerait et ils deviendraient sans efficacité au moment où les accidens se manifesteraient.

Il sera bon d'avoir aussi, dans la commune où l'on redoute le choléra, une provision de pilules d'opium de deux à trois centigrammes. Si les astringens ne détruisaient pas très-promptement la cholérine, on prendrait une, deux et même trois de ces pilules en se couchant, quand la digestion est faite, et au besoin en se levant, une heure au moins avant de manger. Si l'on n'avait pas eu la précaution de se fournir de ces pilules, on les remplacerait par une infusion de têtes de pavots, il en faudrait une demi-tête à une tête, suivant la grosseur, par tasse d'infusion.

Si le mal persiste, il faut que le malade garde le lit; on l'y entourera de bouteilles remplies d'eau chaude, on le couvrira fortement pour bien réchauffer la peau et amener de la sueur, si c'est possible. En même temps on mettra dans une cuvette un mélange, à parties égales, de farine de graine de lin et de cendre de bois ; on délaiera le tout avec une décoction bouillante de quatre à cinq têtes de pavots, et quand le mélange sera tiède, on l'appliquera en cataplasme sur le ventre du malade ; il faudrait lui donner en même temps une tasse de thé aiguisé d'une cuillerée à café d'eau-de-vie ou de rhum. Cependant qu'on le sache bien, il ne faut pas abuser des boissons. Je n'ai pas besoin de recommander la diète dans ce cas. Si cependant une faim trop impérieuse le réclamait, on donnerait quelques alimens de choix, en petite quantité : les œufs frais à la coque, un peu de riz au gras, des artichauts conviendraient surtout.

Si les vomissemens, ou seulement l'envie de vomir se déclarent, c'est alors qu'il faut redoubler tous ces soins ; seulement on supprimera les boissons chaudes et on les remplacera, si l'on peut s'en procurer, par de la glace cassée en petits morceaux, qu'on avalera comme des pilules. Il y a encore un moyen plus efficace qu'on pourra même alterner avec celui-ci : c'est de mêler, dans une cuillère à bouche, deux à trois décigrammes de bi-carbonate de soude et autant d'acide tartrique ; on remplira la cuillère d'eau sucrée, mêlée d'un peu d'eau de fleurs d'orange et l'on fera rapidement avaler le tout au malade pendant l'effervescence ; on donnera ce mélange d'heure en heure, quand le malade ne dormira pas.

Enfin, s'il survient des crampes, si la peau devient bleuâtre, il faudra frotter vivement le corps avec de la flanelle ou des linges très chauds, et envelopper ensuite le malade d'un drap trempé dans de la lessive chaude et faiblement exprimée; puis on disposera, dans le lit, des bouteilles remplies d'eau bouillante et l'on couvrira autant que possible. Si l'on est assez heureux pour ramener la sueur, on amènera avec elle la guérison.

Je termine ici cet opuscule, que je me suis efforcé de rendre aussi clair que possible et de mettre à la portée de tous les lecteurs, de toutes les intelligences et de toutes les bourses. J'ai tâché de faire comprendre l'enchaînement qui existe entre les causes, les effets et le traitement du choléra. Heureux si j'ai pu atteindre mon but, heureux surtout, si quelques heures de mon travail peuvent rassurer mes concitoyens et leur éviter des regrets et des larmes; que je l'apprenne, ce sera ma récompense!

FIN.